SPLANCHNOLOGIE

SPLANCHNOLOGIE

RAPPORTS

DES PRINCIPAUX ORGANES DES FONCTIONS DE RELATION, DE NUTRITION ET DE REPRODUCTION

AIDE-MÉMOIRE

A L'USAGE DES MÉDECINS, DES CHIRURGIENS ET DES ÉLÈVES EN MÉDECINE

ROCHEFORT

IMPRIMERIE CH. THÈZE ET Cⁱᵉ, PLACE COLBERT

1873

On a avancé que l'anatomie est la science des rapports. — Cette définition est certainement incomplète, mais elle indique du moins que l'un des côtés les plus essentiels de l'étude des corps vivants est la connaissance précise des rapports qu'affectent les principaux organes de l'économie. — Pénétrées de cette importance, les commissions, qui, à différentes époques, ont été chargées de rédiger les programmes d'examen pour les grades de la médecine navale, se sont toujours préoccupées d'y faire figurer cette connaissance des rapports anatomiques ; et, ne voulant pas trop surcharger la partie anatomique de l'examen pour le grade d'aide-médecin, partie qui comprend toute l'anatomie descriptive, moins la splanchnologie et l'étude des nerfs crâniens, elles ont demandé du moins aux candidats des notions précises sur la *position absolue et relative* de tous les viscères et principaux organes du corps humain.

De tout temps, les candidats se sont demandé quelles étaient les véritables limites de cette partie de leur programme et où ils devaient en rechercher les éléments. Ne pouvant encore discerner la valeur relative des détails donnés à ce sujet dans les livres classiques et souvent disséminés dans les différentes parties d'un chapitre, ils se surchargent parfois la mémoire de faits secondaires et omettent souvent des points essentiels. D'autre part, les classiques fournissent des évaluations qui diffèrent quelquefois entre elles, ce qui s'explique par la difficulté réelle de fixer mathématiquement des données qui, le plus souvent, varient d'un sujet à l'autre; d'où, un nouvel embarras pour les étudiants qui, faute d'expérience personnelle, hésitent entre des renseignements un peu dissemblables.

C'est pour leur venir en aide que l'opuscule que nous publions a été rédigé. Ce travail, fait en collaboration par des médecins de l'Ecole de médecine navale de Rochefort s'occupant d'anatomie, n'était pas tout d'abord destiné à la publicité ; il devait simplement servir à dresser des tableaux synoptiques pour les murs de la salle de dissection.

Mais ces notions, condensées avec soin et précision par les auteurs qui les ont recueillies dans les traités classiques de Cruveilhier, de Sappey, de Beaunis et Bouchard, de Richet, et les ont fréquemment contrôlées sur le cadavre, ces notions méritent de sortir des murs de l'amphithéâtre. Outre qu'elles

répondent à une véritable indication au point de vue
de la préparation des concours, elles constituent un
précieux aide-mémoire qui sera consulté avec fruit
par tous ceux qui s'occupent de dissection, de
pratique chirurgicale, de diagnostic médical ; et c'est
pour cela qu'elles ont été réunies dans la présente
brochure et complétées par un tableau synoptique
donnant les mensurations et le poids de tous les
principaux organes du corps. Ce tableau, placé à la
fin du volume, sera d'une utilité constante dans les
autopsies, les recherches d'anatomie normale et
pathologique, les constatations médico-légales.

Rochefort, le 1er août 1873.

SPLANCHNOLOGIE

POSITION ABSOLUE ET RELATIVE DES VISCÈRES

I. ORGANES DES FONCTIONS DE RELATION

A. — SYSTÈME NERVEUX

1º Cerveau. — Contenu dans le crâne, dont il occupe la plus grande partie. Enveloppé par les méninges. — *Face inférieure* en rapport avec les deux étages antérieurs de la base du crâne et en arrière avec la tente du cervelet. — Sur la ligne médiane, hexagone artériel. — *Face supérieure* ou convexe en rapport avec face interne de la voûte du crâne.

Faux du cerveau entre les deux hémisphères.

2º Cervelet. — Repose sur l'étage inféro-postérieur de la base du crâne. — *Face supérieure* recouverte par tente du cervelet. — *Face inférieure* en rapport d'avant en arrière, avec protubérance et bulbe dont elle est séparée par le 4ᵉ ventricule, et avec fosses occipitales inférieures. — *Circonférence* longée par les sinus latéraux. — Echancré en avant pour recevoir la protubérance, en arrière pour la faux du cervelet.

3º Protubérance cérébrale. — Repose sur gouttière basilaire. — *Face antéro-inférieure* en rapport avec cette gouttière dont elle est séparée par le tronc basilaire sur la ligne médiane. — *Face supéro-postérieure* en rapport avec cervelet. Se continue en haut et en avant avec les pédoncules cérébraux ; en bas et en arrière, avec le bulbe, et latéralement, avec les pédoncules cérébelleux moyens.

4º Bulbe. — Intermédiaire à la protubérance cérébrale et à la moëlle épinière. — *Face antérieure* en rapport avec gouttière basilaire. trou occipital, articulation occipito - odontoïdienne et apophyse odontoïde. — *Face postérieure* en rapport avec cervelet dont elle est séparée par 4ᵉ ventricule et espace sous-arachnoïdien postérieur. — *Faces latérales* : artères vertébrales qui convergent vers la face antérieure.

Donne naissance aux origines apparentes des sept dernières paires crâniennes.

5º Moëlle. — Contenue dans le canal vertébral dont elle occupe toute l'étendue chez le fœtus ; chez l'adulte, depuis le bulbe, c'est-à-dire de l'apophyse odontoïde, à la 1ʳᵉ vertèbre lombaire. — Enveloppée par les méninges rachidiennes et baignée médiatement par le liquide céphalo - rachidien dont la sépare la pie-mère. — Celle-ci envoie un double prolongement dans le sillon antérieur et un prolongement simple dans le sillon postérieur. — De ses parties latérales, au niveau des sillons collatéraux antérieur et postérieur, se détache la double série des racines antérieures et postérieures des nerfs rachidiens.

6° Méninges cérébrales. — Au nombre de trois, contenues dans le crâne et enveloppant l'encéphale. De dehors en dedans : la *Dure-mère*. l'*Arachnoïde*, la *Pie-mère*.

1° DURE-MÈRE. — Fibreuse, tapisse la face interne des os du crâne et pénètre dans les trous de la cavité crânienne en fournissant des gaînes aux organes qui les traversent. — Face externe en rapport avec les os du crâne. — Face interne tapissée par le feuillet pariétal de l'arachnoïde. — Dédoublements pour former les sinus crâniens. Prolongements internes destinés à cloisonner la cavité crânienne et à séparer et soutenir les organes encéphaliques : ces prolongements sont : la *Faux du cerveau*, placée verticalement entre les hémisphères cérébraux ; — la *Tente du cervelet* entre les lobes postérieurs du cerveau et la face supérieure du cervelet : son bord antérieur correspond à la fente de Bichat et forme, avec la gouttière basilaire , le trou ovale de Pacchioni ; c'est par ce trou ovale que le cerveau communique avec la protubérance et le cervelet ; et le plan qui passe par cet orifice établit une ligne de démarcation précise entre le cerveau d'une part, la protubérance et le cervelet d'autre part ; — la *Faux du cervelet*, qui sépare les hémisphères cérébelleux ; — enfin le *Diaphragme de l'hypophyse*, qui ferme la selle turcique et laisse passer par un trou médian la tige pituitaire.

2° L'ARACHNOÏDE, séreuse, dont le feuillet pariétal tapisse la dure-mère , dont le feuillet viscéral passe comme un pont sur les dépressions de la surface encéphalique. Il en résulte des espaces lacunaires, dont les principaux sont : l'espace sous-arachnoïdien antérieur au niveau de l'hexagone artériel et l'espace sous-arachnoïdien postérieur entre le cervelet et la bulbe.

3° LA PIE-MÈRE, cellulo-vasculaire, s'applique directement sur tous les accidents de la surface encéphalique. Le liquide céphalo-rachidien circule entre l'arachnoïde et la pie-mère.

7° Méninges rachidiennes. — Contenues dans le canal rachidien et enveloppant la moëlle. — Au nombre de trois qui sont, de dehors en dedans : *Dure-mère*, — *Arachnoïde*, — *Pie-mère*. Elles se continuent au niveau du trou occipital avec les méninges cérébrales.

1° DURE-MÈRE. — Fibreuse. Etendue du trou occipital au coccyx. — Face externe en rapport avec paroi interne du canal dont elle est séparée par les veines intra-rachidiennes. — Face interne, lisse et polie, tapissée par le feuillet pariétal de l'arachnoïde. — Elle fournit aux nerfs rachidiens des gaînes qui se confondent avec le périoste des vertèbres au niveau des trous de conjugaisons. Elle reçoit en avant et en arrière des prolongements fibreux qui l'unissent à la pie-mère ; latéralement elle donne insertion aux pointes du ligament dentelé.

2° ARACHNOÏDE. — Séreuse : feuillet pariétal tapissant la dure-mère ; feuillet viscéral séparé de la pie-mère par le liquide céphalo-rachidien. Les deux feuillets sont reliés l'un à l'autre par les gaînes qu'elle fournit à tous les organes allant de la pie-mère à la dure-mère.

3° PIE-MÈRE. — Fibro - vasculaire, enveloppe immédiatement la moëlle. Face interne envoie des prolongements dans les sillons et entre les différents faisceaux de la moëlle. — Face externe donne naissance en avant et en arrière à des faisceaux fibreux qui l'unissent à la dure-mère ; sur les côtés et dans toute sa longueur, elle donne insertion au bord interne du ligament dentelé ; en avant et en arrière de celui-ci, elle fournit des gaînes aux racines antérieures et postérieures des nerfs rachidiens. — Elle se termine inférieurement par le *Filum terminale* qui s'insère à la base du coccyx.

B. — ORGANE DES SENS

1° VISION

1° Globe de l'œil. — Dans la cavité orbitaire ; reçu en arrière dans une coque fibreuse (aponévrose de Ténon), dans laquelle il roule librement. — Sa partie antérieure, recouverte par la conjonctive et plus ou moins cachée par les paupières, donne attache aux tendons des muscles droits à une petite distance de la cornée transparente. Les muscles obliques s'attachent à sa partie postérieure et externe.

L'implantation du nerf optique se fait un peu en dedans et au-dessous du pôle postérieur. En arrière du globe de l'œil et de l'aponévrose oculo-orbitaire, existe une masse cellulo-adipeuse qui entoure le nerf optique, les nerfs de l'orbite, les vaisseaux ophthalmiques, les muscles droits et obliques et le releveur de la paupière supérieure.

2° Appareil lacrymal. — Comprenant la *Glande lacrymale*, le *Sac lacrymal* et le *Canal nasal*.

A. GLANDE LACRYMALE. — Située à la partie supérieure et externe de l'orbite : se compose de deux parties :

1° *Portion orbitaire. Face supérieure*, convexe, logée dans la fossette lacrymale, dans dédoublement du feuillet orbitaire de l'aponévrose de Ténon. — *Face inférieure* concave, appliquée sur le releveur, le globe de l'œil et le droit externe.

2° *Portion palpébrale*. — Dans l'épaisseur de la paupière supérieure, entre le tendon du releveur et la conjonctive. — *Bord antérieur* répond au sillon oculo-palpébral ; *bord postérieur* uni par des prolongements à la portion orbitaire.

B. SAC LACRYMAL. — Situé à la partie antérieure et interne de l'orbite, dans la gouttière lacrymale de l'unguis. — *En avant*, ligament palpébral interne ou tendon direct de l'orbiculaire ; —

en arrière, tendon réfléchi. — *En dedans*, gouttière lacrymale et fosse nasale correspondante ; — *en dehors*, conduits lacrymaux et commissure interne des paupières.

C. Canal nasal. — Situé entre les fosses nasales en dedans et le sinus maxillaire en dehors, il s'étend du sac lacrymal jusqu'à la partie supérieure du méat inférieur, à l'union de son quart antérieur avec ses trois quarts postérieurs.

2° ODORAT

Fosses nasales. — Situées dans l'épaisseur de la partie moyenne de la face.

En haut, cavité crânienne ; — *en bas*, cavité buccale ; — *En arrière*, portion nasale du pharynx ; — *en avant*, nez ; communiquent avec l'extérieur par les narines ; — *En dedans*, cloison médiane ; — *en dehors*, cavité orbitaire, sinus maxillaire, fosse ptérygo-maxillaire, sac lacrymal et canal nasal. — Elles communiquent avec les sinus des os de la face, savoir : 1° par le méat supérieur avec les cellules ethmoïdales postérieures et les sinus sphénoïdaux ; 2° par le méat moyen avec les cellules ethmoïdales antérieures, le sinus maxillaire et le sinus frontal.

3° GUSTATION

Langue. — Située dans la cavité buccale, correspond en arrière à la partie moyenne du pharynx.

La base, portion verticale de l'organe, est en rapport : *en bas et en arrière*, avec l'épiglotte et le larynx ; *en bas et en avant*, avec l'os hyoïde et la région sus-hyoïdienne ; *en haut*, avec l'isthme du gosier et le voile du palais ; *sur les côtés*, avec les piliers antérieurs du voile : *en arrière*, avec le pharynx.

La portion libre et mobile, horizontale, est en rapport : *en haut*, avec la voûte palatine et le voile du palais ; *en bas*, avec le plancher de la bouche ; *sur les côtés et en avant*, avec la face interne des arcades alvéolaires et dentaires.

4º AUDITION

A. Oreille externe. — 1º *Pavillon*. — Situé sur les parties latérales de la tête, au-dessous de la région temporale, au-dessus de la région parotidienne, en arrière de la face, en avant de la région mastoïdienne.

2º *Conduit auditif externe*. — Creusé dans l'épaisseur du temporal, curviligne, dirigé presque transversalement avec une petite obliquité en avant et en dedans. — Se continue au dehors avec la conque, se termine en dedans en cul-de-sac à la membrane du tympan qui le sépare de l'oreille moyenne.

B. Oreille moyenne. — Constituée par la caisse du tympan, creusée dans l'épaisseur du rocher, intermédiaire à l'oreille interne et à l'oreille externe ; son axe se dirige en arrière, en dedans et en haut.

Rapports : *en avant et en dehors*, membrane du tympan, cercle tympanal, corde du tympan ; — *en dedans et en arrière*, oreille interne ; — *en arrière*, cellules mastoïdiennes ; — *en avant*, trompe d'Eustache et canal du muscle interne du marteau ; — *en haut*, cavité crânienne ; *en bas*, base du crâne.

Les osselets de l'ouïe la traversent de la paroi externe (membrane du tympan) à la paroi interne (fenêtre ovale).

Comme dépendance de l'oreille moyenne :

TROMPE D'EUSTACHE. — S'étend obliquement d'arrière en avant et de dehors en dedans, de la paroi antérieure de la caisse du tympan à la partie supérieure et latérale du pharynx. — 1re *portion, osseuse*, logée dans le canal tubaire du rocher ; 2e *portion, cartilagineuse*, dans l'épaisseur de la paroi externe du pharynx. — L'orifice pharyngien ou pavillon, situé à sept centimètres de l'ouverture antérieure des fosses nasales, répond au niveau du bord supérieur du cornet inférieur.

Sa paroi postéro-interne répond au canal carotidien, au péristaphylin interne et à la muqueuse du pharynx ; sa paroi antéro-externe répond au péristaphylin externe qui la sépare du ptérygoïdien interne, et est reçue dans une échancrure située sur le bord postérieur de l'aile interne de l'apophyse ptérygoïde. Son bord supérieur répond à la suture pétro-sphénoïdale ; son bord inférieur répond à l'interstice celluleux qui sépare les deux péristaphylins.

C. Oreille interne. — Creusée dans le rocher, intermédiaire à l'oreille moyenne et au conduit auditif interne. Comprend le *Labyrinthe osseux* et le *Labyrinthe membraneux*.

Le *Labyrinthe osseux* se compose de trois parties qui sont d'avant en arrière et de dedans en dehors : le *Limaçon*, le *Vestibule*, les *Canaux demi-circulaires*. — Le *Labyrinthe membraneux* est contenu dans les cavités précédentes.

Le canal de Fallope passe. dans sa première portion. entre le limaçon en avant et le vestibule en arrière : dans sa deuxième portion. entre le canal demi-circulaire externe en haut, et la fenêtre ovale en bas.

Comme dépendance de l'oreille interne : *Conduit auditif interne*. dirigé presque transversalement de dehors en dedans: venant s'ouvrir en dedans dans la cavité crânienne sur la face postérieure du rocher : en dehors, se terminant par un cul-de-sac, qui répond en avant au limaçon et à l'aqueduc de Fallope, et en arrière au vestibule. Il contient le nerf auditif. le nerf facial et, entre les deux. le nerf de Wrisberg.

5° **TOUCHER** (Pour mémoire).

C. — ORGANES DE LA PHONATION

(Annexes de l'appareil respiratoire.)

Larynx. — Situé à la partie antérieure et supérieure du cou. sur la ligne médiane. au-dessous de l'os hyoïde et de la base de la langue, au-dessus de la trachée. Il répond aux corps des quatrième et cinquième vertèbres cervicales.

En avant, superficiel au niveau de la ligne médiane où il forme la pomme d'Adam, il est recouvert par les muscles de la région sous-hyoïdienne : — *en arrière*, le pharynx : — *Latéralement*, lobes du corps thyroïde, carotide primitive, jugulaire interne, pneumo-gastrique, grand sympathique. — L'orifice supérieur est surmonté par l'épiglotte et s'ouvre dans le pharynx.

L'orifice inférieur se continue avec la trachée et correspond à la sixième vertèbre cervicale.

II. ORGANES DES FONCTIONS DE NUTRITION

A. — APPAREIL DIGESTIF

CANAL

1° Cavité buccale. — Vestibule des voies digestives, elle est située dans la partie inférieure et moyenne des os de la face, séparée en haut des fosses nasales par la voûte palatine, fermée en bas par la région sus-hyoïdienne, latéralement par les joues ; communiquant en arrière avec le pharynx par l'isthme du gosier, et en avant avec l'extérieur par l'ouverture buccale.

2º Pharynx. — Situé au-devant de la colonne cervicale, entre l'apophyse basilaire et la sixième vertèbre cervicale.

En arrière, colonne cervicale et muscles prévertébraux ; *en avant*, de haut en bas, fosses nasales, voile du palais, isthme du gosier, base de la langue, épiglotte, ouverture supérieure et face postérieure du larynx ; — *en dehors et en bas*, carotide primitive et sa bifurcation. Ses parois latérales forment avec la colonne vertébrale et le ptérygoïdien interne un espace prismatique et triangulaire qui contient : les carotides interne et externe, la jugulaire interne, les quatre dernières paires crâniennes, le grand sympathique et les muscles styliens ; — *en haut*, voûte basilaire ; — *en bas*, se continue avec l'œsophage.

3º Œsophage. — Etendu du pharynx à l'estomac, entre la cinquième vertèbre cervicale et le côté gauche de la onzième dorsale. Il a donc une portion cervicale et une portion thoracique.

1º *Portion cervicale*. — *En avant*, trachée et à *gauche*, nerf récurrent, corps thyroïde et artère thyroïdienne inférieure ; — *en arrière*, rachis ; — *latéralement*, carotide primitive, jugulaire interne, pneumo-gastrique et grand sympathique.

2º *Portion thoracique* : Située dans le médiastin postérieur. — *En avant*, trachée, bronche gauche, crosse de l'aorte, péricarde. — *En arrière*, colonne dorsale dont il est d'abord séparé par le canal thoracique, la veine azygos, les artères intercostales droites ; et à partir de la quatrième vertèbre dorsale, l'aorte qui est placée d'abord à gauche, puis en arrière. — *A droite*, plèvre médiastine ; — *à gauche*, l'aorte jusqu'à la quatrième vertèbre dorsale, puis la plèvre médiastine.

Les nerfs pneumo-gastriques sont d'abord situés sur les côtés, puis le gauche se place en avant, le droit en arrière.

Il traverse enfin l'orifice œsophagien du diaphragme, auquel il adhère par des fibres musculaires, et se continue avec le cardia.

4° Estomac. — Situé dans l'abdomen, il occupe l'hypochondre gauche, la région épigastrique et atteint les limites de l'hypochondre droit. Les cinq sixièmes de l'organe sont à gauche de la ligne médiane.

Le *Cardia* correspond à l'extrémité interne des cinquième et sixième cartilages costaux gauches et à la onzième vertèbre dorsale.

Le *Pylore*, à la deuxième vertèbre lombaire, en avant de la tête du pancréas, sur les confins de l'épigastre et de l'hypochondre droit.

Face antérieure : foie, diaphragme, paroi abdominale antérieure. — *Face postérieure* : pancréas, troisième portion du duodénum ; vaisseaux spléniques et mésentériques supérieurs ; mésocôlon transverse, arrière-cavité des épiploons. — *Petite courbure* : tronc cœliaque, plexus solaire, lobe de Spigel, petit épiploon, artères coronaire stomachique et pylorique. — *Grande courbure* : paroi abdominale antérieure, côlon transverse, grand épiploon, artères gastro-épiploïques droite et gauche. — *Grand cul-de-sac.* Logé en grande partie dans l'hypochondre gauche : rate, vaisseaux courts, extrémité supérieure du rein gauche, capsule surrénale gauche, diaphragme.

Nota. — Ces rapports varient nécessairement quand le viscère est distendu. En se dilatant, l'estomac se redresse en tournant autour d'un axe fictif qui passerait par le cardia, le pylore et la petite courbure.

5° Duodénum. — Situé dans l'abdomen ; commence au pylore et se termine à gauche de la deuxième vertèbre lombaire : forme un fer à cheval dont la concavité, tournée à gauche, embrasse la tête du pancréas.

PREMIÈRE PORTION. — Horizontale, correspond à la première vertèbre lombaire : dans l'épaisseur de l'épiploon gastro-hépatique. — *En avant*, foie, col de la vésicule biliaire ; — *en arrière*, veine porte, veine cave inférieure, artères hépatique et gastro-épiploïque droite.

DEUXIÈME PORTION. — Verticale, correspond à la deuxième vertèbre lombaire : extra-péritonéale. — *En avant*, angle du côlon ; — *en arrière*, rein droit, veine cave inférieure, canal cholédoque et canal pancréatique. — *En dehors*, côlon ascendant ; — *en dedans*, tête du pancréas.

TROISIÈME PORTION. — Horizontale, correspond à la troisième vertèbre lombaire : extra-péritonéale. —

En avant, arrière-cavité des épiploons, estomac, vaisseaux mésentériques supérieurs qui établissent la limite entre le duodénum et le reste de l'intestin grêle ; — *en arrière*, veine cave inférieure, aorte, colonne vertébrale, pilier droit du diaphragme. — *En haut*, pancréas ; — *en bas*, méso-côlon transverse et côlon transverse.

Sa partie gauche, qui est oblique en haut, remonte jusqu'au niveau de la deuxième vertèbre lombaire.

6° Intestin grêle. — Intermédiaire à l'estomac et au gros intestin, occupe presque toute la cavité abdominale. — Commence au duodénum et se termine dans la fosse iliaque droite en s'abouchant à angle droit dans le cœcum (Valvule de Bauhin).

Bord antérieur convexe : paroi abdominale et grand épiploon qui le recouvre plus ou moins.

Bord postérieur concave : donne insertion au mésentère qui le rattache à la paroi abdominale postérieure. — *Faces latérales* en rapport avec circonvolutions voisines.

Sa masse, essentiellement mobile, occupe tout l'espace laissé libre par les viscères fixes. De la partie moyenne de l'abdomen, il plonge dans le petit bassin, se porte dans les flancs où il recouvre plus ou moins les côlons ascendant et descendant ; il est placé au-dessous du côlon transverse et du méso-côlon transverse qui forment une sorte de cloison horizontale séparant le foie, l'estomac et la rate qui sont au-dessus, de l'intestin grêle qui est au-dessous. Il recouvre la colonne vertébrale, l'aorte et la veine cave inférieure. Divisé arbitrairement en jéjunum et iléon.

7° Gros intestin. — Étendu de la valvule iléo-cœcale à l'anus. Partie terminale, renflée du tube digestif. Partant de la fosse iliaque droite, où il constitue le *cœcum*, il décrit ensuite un arc appelé *côlon*, qui est d'abord ascendant, transverse, descendant ; forme l'S *iliaque*, et se termine par le *rectum*. Dans ce trajet, il circonscrit en partie la masse de l'intestin grêle.

I. Cœcum. — Situé dans la fosse iliaque droite. Séparé de l'intestin grêle par la valvule de Bauhin qui vient déboucher à angle droit dans sa partie supérieure et interne et au-dessus de laquelle il se continue avec le côlon ascendant. Recouvert plus ou moins complétement par le péritoine.

En avant, paroi abdominale antérieure : — *en arrière*, fascia iliaca. — *En dehors*, épine iliaque antéro-supérieure ; — *en dedans, en haut et un peu en arrière*, fin de l'iléon. — *En avant et sur les côtés*, intestin grêle qui souvent le recouvre. Sa partie postéro-inférieure gauche donne attache à l'appendice vermiculaire ou iléo-cœcal.

II. Colon ascendant. — Montant verticalement de la fosse iliaque droite à l'hypochondre droit, il s'étend du cœcum au côlon transverse. Recouvert plus ou moins complétement par le péritoine.

En avant et sur les côtés, péritoine qui forme quelquefois un méso-côlon ascendant : paroi abdominale antérieure ; — *en arrière*, carré des lombes et rein droit.

La limite supérieure correspond à la face inférieure du foie. L'intestin grêle le recouvre plus ou moins complétement.

III. Colon transverse. — Décrit une légère courbe à convexité antérieure et un peu inférieure entre la région épigastrique et la région ombilicale. Intermédiaire aux côlons ascendant et descendant. Possède un méso-côlon, donc intra-péritonéal. *En avant*, grand épiploon, paroi abdominale ; *en arrière*, méso-côlon transverse. — *En haut*, grande courbure de l'estomac ; *en bas*, circonvolutions de l'intestin grêle.

Son extrémité droite correspond en avant au foie ; en arrière, à la deuxième portion du duodénum. — Son extrémité gauche correspond à l'extrémité inférieure de la rate et au diaphragme.

IV. Colon descendant. — Descend verticalement de l'hypochondre gauche à la fosse iliaque gauche, fait suite au côlon transverse et se continue avec l'S iliaque. — Recouvert plus ou moins complétement par le péritoine.

En avant, paroi abdominale et plus ou moins intestin grêle. — *En arrière*, rein gauche, carré des lombes.

V. Colon iliaque ou S iliaque. — Situé dans la fosse iliaque gauche, intermédiaire au côlon descendant et au rectum. Le plus souvent muni d'un méso-côlon, par conséquent intra-péritonéal. Étendu de la crête iliaque à la symphyse sacro-iliaque gauche.

En avant, paroi abdominale et plus ou moins, intestin grêle. — *En arrière*, fascia iliaca, vaisseaux iliaques gauches.

VI. Rectum. — Situé à la partie postérieure

du petit bassin, étendu de la symphyse sacro-iliaque gauche à l'anus.

Au point de vue des rapports, il peut se diviser en deux parties : la première, péritonéale ; la deuxième, non-péritonéale.

Première portion. — CHEZ L'HOMME. — *En avant,* face postérieure de la vessie, dont elle est séparée par le cul-de-sac recto-vésical et des anses intestinales. — *En arrière,* sacrum, pyramidal, partie interne des nerfs sacrés. Il existe un méso-rectum dans sa partie supérieure : dans sa partie inférieure, le péritoine passe seulement en avant du rectum.

CHEZ LA FEMME. — La première portion est en rapport en avant avec l'utérus et le vagin, dont elle est séparée par le cul-de-sac recto-utérin.

Deuxième portion. — CHEZ L'HOMME. — Elle correspond à la face inférieure de la vessie, et, à partir de la prostate, au triangle recto-uréthral.

En avant, vessie, vésicules séminales, canaux déférents, aponévrose prostato-péritonéale : puis prostate ; puis triangle recto-uréthral ; — *en arrière,* sacrum, muscle ischio-coccygien, coccyx, parties molles de la région anale : — *Sur les côtés,* releveur de l'anus. — *Extrémité inférieure,* dirigée en bas et en arrière à partir de la pointe du coccyx, entourée par le sphincter externe et la partie inférieure du releveur de l'anus.

CHEZ LA FEMME. — *En avant,* vagin (cloison recto-vaginale), puis triangle recto-vaginal.

L'extrémité inférieure du rectum se porte plus en arrière chez l'homme que chez la femme ; d'où l'anus plus rapproché du coccyx chez l'homme, et triangle recto-vaginal presque nul.

ANNEXES.

8o Glandes salivaires. — Au nombre de trois : *la Parotide, la Sous-Maxillaire, la Sublinguale*, placées au pourtour de la cavité buccale.

A. PAROTIDE. — Située en arrière de la branche de la mâchoire inférieure, en avant et au-dessous du conduit auditif externe, en avant de l'apophyse mastoïde et du bord antérieur du sterno-mastoïdien. — Occupe la loge parotidienne. Enveloppée par une membrane fibreuse.

En avant, ptérygoïdien interne, branche de la mâchoire et masséter ; — *en arrière*, apophyses transverse de l'atlas, styloïde, mastoïde ; muscle digastrique, bord antérieur du sterno-mastoïdien. — *En dehors*, aponévrose et peau ; — *en dedans*, muscles styliens et espace prismatique pharyngien avec les vaisseaux et nerfs qui y sont contenus : carotide interne, jugulaire interne, 4 dernières paires crâniennes et grand sympathique. — *En haut*, conduit auditif externe ; — *en bas*, feuillet fibreux qui s'attache à l'angle de la mâchoire et sépare la parotide de la glande sous-maxillaire.

Dans son épaisseur, carotide externe et origine de ses branches postérieures et terminales ; veine jugulaire externe ; nerf facial ; nerf auriculo-temporal.

B. Glande sous-maxillaire. — Située dans la région sus-hyoïdienne.

Recouverte par la peau, le peaucier, l'aponévrose cervicale ; cachée en partie en haut par le maxillaire inférieur. — Elle repose sur le muscle hyoglosse, dans la concavité du digastrique. Elle dépasse le plus souvent en avant le bord postérieur du mylo-hyoïdien, et envoie entre ce muscle et l'hyoglosse un prolongement volumineux (glande salivaire interne).

L'artère faciale se creuse une gouttière sur sa face postérieure. La veine faciale recouvre sa face antérieure. Elle recouvre le nerf grand-hypoglosse ainsi que le triangle dans lequel on fait la ligature de l'artère linguale. Elle est enveloppée par un feuillet aponévrotique qui la sépare en arrière de la parotide.

C. Glande sublinguale. — Elle est située superficiellement sous la muqueuse du plancher buccal, sous les bords de la langue, dans la fossette sublinguale du maxillaire inférieur.

Extrémité antérieure : en contact avec celle du côté opposé au-dessus du tendon des génio-glosses. — *Extrémité postérieure* : répond au prolongement antérieur de la glande sous-maxillaire, sur la face supérieure du mylo-hyoïdien. — *Face interne* : lingual inférieur ; génio-glosse ; canal de Warthon ; nerf lingual. — *Face externe* : fossette sublinguale du maxillaire inférieur. — *Bord supérieur* : fait saillie sous la muqueuse buccale. — *Bord inférieur* : répond à l'angle rentrant formé par le mylo-hyoïdien et le géni-hyoïdien.

9º Foie. — Situé à la partie supérieure droite de l'abdomen, dans l'hypochondre droit, la région épigastrique : il s'avance jusque dans l'hypochondre gauche.

Face supérieure, convexe : concavité du diaphragme ; le point culminant remonte jusqu'au 4e espace intercostal, (dans l'expiration extrême). — *Face inférieure* : regarde en arrière et en bas : Lobe droit recouvre capsule surrénale, rein droit, angle du côlon (trois facettes). De plus fossette pour la vésicule biliaire entre lobe droit et lobe carré. — Lobe de Spigel, situé à droite du cardia au niveau de la douzième vertèbre dorsale, recouvre le pilier droit du diaphragme. — Lobe carré recouvre la première portion du duodénum. Lobe gauche recouvre la grosse tubérosité de l'estomac et quelquefois la rate. — *Bord antérieur* mince et tranchant, dépasse rarement le rebord des fausses-côtes : se met un peu en rapport avec la paroi abdominale au niveau de l'appendice xyphoïde ; masque la petite courbure de l'estomac ; présente deux échancrures pour la vésicule biliaire et la veine ombilicale. — *Bord postérieur* très épais, en rapport avec diaphragme sans interposition du péritoine : au niveau de la colonne vertébrale, en rapport avec l'œsophage, l'aorte, la grande veine azygos, le canal thoracique, les piliers du diaphragme et la veine cave inférieure qui le traverse. *Extrémité droite* très volumineuse, remplit l'hypochondre droit ;

en rapport avec diaphragme. — *Extrémité gauche*: amincie, recouvre la grosse tubérosité de l'estomac et quelquefois la rate. — Par le sillon transverse qui est placé sur la face inférieure pénètrent l'artère hépatique et la veine porte, et sortent les canaux biliaires.

10° Vésicule biliaire. — Située à la face inférieure du foie, dans la fossette antérieure du sillon longitudinal droit et maintenue dans sa position par le péritoine qui ne recouvre guère que la moitié de sa surface.

Le fond de la vésicule déborde le bord inférieur du foie et répond à l'union des cartilages des huitième et neuvième côtes droites. — Le col répond en bas à la première portion du duodénum. Le corps et le fond répondent à la partie droite du côlon transverse.

11° Pancréas. — Situé dans l'abdomen, étendu transversalement au-devant de la deuxième vertèbre lombaire, derrière l'estomac, entre le duodénum à droite et la rate à gauche.

Divisé de droite à gauche en tête, corps, queue.

Face antérieure : feuillet pariétal du péritoine, arrière-cavité des épiploons, estomac. — *Face postérieure. Tête* : veine porte, veine cave inférieure, canal cholédoque. *Corps* : aorte, mésentérique supérieure, veine splénique, veines mésaraïques et origine de la veine porte, piliers du diaphragme, première et deuxième vertèbres lombaires. *Queue* : capsule surrénale gauche, un peu rein gauche. — *Bord supérieur* : artère splénique qui s'y creuse une gouttière. tronc cœliaque. plexus solaire, lobe de Spigel.

Bord inférieur : bord postérieur du méso-côlon transverse, duodénum et intestin grêle. — *Extrémité droite* : embrassée par le duodénum ; *en avant*, pylore. — *Extrémité gauche* : face interne de la rate et ligament pancréatico-splénique.

Séreuse abdominale. — Péritoine : Tapisse la cavité abdominale et enveloppe la plupart des organes qui y sont contenus.

Deux feuillets : pariétal et viscéral.

1° Feuillet pariétal. — En avant, tapisse paroi abdominale antérieure et recouvre les quatre cordons fibreux qui rayonnent autour de l'ombilic ; savoir : en haut, la veine ombilicale : en bas et sur la ligne médiane, l'ouraque ; en bas et sur les côtés, les artères ombilicales : plus en dehors, les vaisseaux épigastriques : forme les trois fossettes inguinales au-dessus du ligament de Fallope, et la fossette crurale au-dessous. — *En arrière*, tapisse paroi abdominale postérieure et laisse derrière lui : le pancréas, les deux dernières portions du duodénum, les reins et les capsules surrénales, les uretères, l'aorte, la veine cave inférieure, et, plus ou moins complétement, le cœcum et les côlons ascendant et descendant.

En haut, tapisse le diaphragme et fournit le ligament suspenseur du foie ou falciforme.

En bas, tapisse le sommet et la paroi postérieure de la vessie jusqu'aux vésicules séminales, se réfléchit sur le rectum (cul-de-sac recto-vésical), puis se continue avec le feuillet postérieur. — *Sur les côtés*, tapisse les parois latérales de l'abdomen.

CHEZ LA FEMME. — *Différences dans le bassin* : De la vessie le feuillet pariétal se réfléchit sur l'utérus, tapisse la face antérieure du corps de l'utérus, son fond, sa face postérieure, un peu la paroi postérieure du vagin, se réfléchit sur le rectum et se continue, comme chez l'homme, avec le feuillet postérieur. — Sur les parties latérales de l'utérus, il forme les ligaments larges, cloison verticale et transversale qui laisse en avant la vessie, en arrière le rectum. Entre les deux feuillets des ligaments larges et sur leurs bords supérieurs, trois ailerons : 1° un postérieur, contenant l'ovaire; 2° un moyen, pour la trompe qui s'ouvre dans le péritoine : 3° un antérieur, pour le ligament rond.

2° *Feuillet viscéral*. — Du feuillet pariétal postérieur se détachent la plupart des replis du péritoine ; ils se composent de deux feuillets adossés, plus ou moins longs, (d'où mobilité plus ou moins grande), se rendent aux organes et les enveloppent. — Les uns se rendent au tube intestinal (mésentère, méso-côlon, méso-rectum); les autres se rendent aux autres viscères (ligaments péritonéaux) : d'autres enfin vont d'un organe à un autre (épiploons). — Les principaux sont : le ligament coronaire, qui va au bord postérieur du foie ; le méso-côlon transverse qui va au côlon transverse ; le mésentère, qui va à l'intestin grêle ; le ligament phrénico-splénique, qui va du diaphragme à la rate : le méso-côlon iliaque, etc. Un repli va du sillon transverse du foie à la petite courbure de l'estomac et à la première portion du duodénum (épiploon gastro - hépatique), pour envelopper ces deux organes : un autre va de la grande courbure de l'estomac au côlon transverse (grand épiploon ou épiploon gastro-colique), en se plaçant en avant des circonvolutions de l'intestin grêle.

Dans cette séreuse se trouve comme invaginé un diverticulum, appelé *arrière-cavité des épiploons*, peu démontrable chez l'adulte, situé en haut, derrière l'estomac et l'épiploon gastro-hépatique, en bas, entre les deux lames du grand épiploon. Ce diverticulum communique avec la grande cavité par un orifice retréci, *l'hiatus de Winslow*, lequel est en rapport avec : *en avant*, épiploon gastro-hépatique et veine-porte ; *en arrière*, veine cave inférieure ; — *en haut*, foie et col de la vésicule biliaire ; *en bas*, angle de réunion des deux premières portions du duodénum.

B. — APPAREIL RESPIRATOIRE

—

CONDUIT AÉRIEN.

1° **Fosses nasales**. — (Voir organes des sens), page 15.

2° **Pharynx**. — (Voir organes digestifs), page 20.

3° **Larynx**. — (Voir organes de la phonation), pages 18 et 19.

4° Trachée-artère. — Située sur la ligne médiane en partie dans le cou, en partie dans le thorax, elle s'étend de la sixième vertèbre cervicale à la troisième dorsale.

Portion cervicale : elle comprend les deux tiers supérieurs. — *En avant*, isthme du corps thyroïde, plexus veineux thyroïdien, tronc brachio-céphalique, muscles sous-hyoïdiens ; — *en arrière*, œsophage qui la déborde un peu à gauche : nerf récurrent droit ; le gauche se place dans le sillon qui sépare la trachée de l'œsophage. — *Sur les côtés*, lobes du corps thyroïde, carotide primitive, veine jugulaire interne, pneumo-gastrique, grand sympathique.

Portion thoracique : elle comprend le tiers inférieur. — *En avant*, tronc veineux brachio-céphalique gauche, tronc artériel brachio-céphalique ; extrémité inférieure des muscles sous-hyoïdiens ; crosse de l'aorte et branche droite de l'artère pulmonaire ; — *en arrière*, œsophage. — *Sur les côtés*, plèvre médiastine et nerfs récurrents. — *Tout autour*, ganglions lymphatiques. — *Au dessous de la bifurcation*, bifurcation de l'artère pulmonaire ; oreillettes et veines pulmonaires.

5° Bronches. — Situées dans la poitrine, au-dessus des oreillettes ; étendues de la trachée au hile des poumons ; entourées par les filets du plexus pulmonaire et par les ganglions bronchiques.

Bronche droite : plus courte et plus volumineuse que la gauche, presque horizontale, pénètre dans le poumon au niveau de la quatrième vertèbre dorsale. *En avant*, la veine cave supérieure, l'artère pulmonaire droite et au-dessous d'elle, la veine pulmonaire antérieure droite. — *En arrière*, grande veine azygos, placée d'abord en arrière, puis au-dessus en décrivant une courbe à concavité inférieure pour se jeter dans la veine cave supérieure ; nerf pneumo-gastrique ; artères et veines bronchiques. — *En bas*, la veine pulmonaire postérieure droite.

Bronche gauche : plus longue et moins volumineuse, plus oblique, pénètre dans le poumon au niveau de la cinquième vertèbre dorsale. — *En avant*, l'artère pulmonaire gauche et au-dessous d'elle la veine pulmonaire antérieure gauche. La crosse de l'aorte, placée en avant près de l'origine de la bronche gauche, passe au-dessus, puis en arrière ; *en arrière*, œsophage, aorte, pneumo-gastrique ; artères et veines bronchiques. — *En bas*, veine pulmonaire postérieure gauche.

Rapports du pédicule pulmonaire. — Vers le hile du poumon on trouve : 1° *sur un plan postérieur*, les bronches et au-dessous d'elles les veines pulmonaires postérieures droite et gauche ; — 2° *sur un plan antérieur*, les branches de l'artère pulmonaire et au-dessous d'elles les deux veines pulmonaires antérieures.

POUMONS ET PLÈVRES.

6° Poumons. — Au nombre de deux, occupent la presque totalité de la cavité thoracique ; enveloppés par les plèvres.

Le sommet, arrondi, dépasse la première côte, et est embrassé par l'artère sous-clavière.

La base : concave, repose sur les parties latérales du diaphragme ; elle regarde en avant et en bas. Son bord interne, concave, répond à la base du péricarde ; son bord externe, mince et convexe, se place entre le diaphragme et la paroi costale et descend plus bas en arrière qu'en avant. Dans l'expiration, ce bord externe suit la direction d'une ligne partant du milieu de l'appendice xyphoïde, et allant, en contournant le bord inférieur du thorax, aboutir au-dessus de la douzième côte. Dans l'inspiration il descend plus ou moins sans jamais atteindre le sinus costo-diaphragmatique de la plèvre.

Cette base est en rapport, par l'intermédiaire du diaphragme et de la plèvre avec le foie pour le poumon droit, avec le foie et la rate pour le poumon gauche.

Face externe : en rapport avec les côtes et les espaces intercostaux. — *Face interne* : elle répond aux médiastins. Le hile pulmonaire, plus rapproché du bord postérieur et du sommet, la divise en deux parties : la postérieure étroite répond à l'aorte à gauche, à la veine azygos à droite ; l'antérieure, plus large, est creusée d'une excavation plus profonde à gauche pour loger le cœur.

Bord antérieur : mince et tranchant, suit une ligne qui diffère à droite et à gauche. — *A droite*, elle part de l'articulation sterno-claviculaire ; croise obliquement le manche du sternum, descend verticalement derrière cet os en se rapprochant de la ligne médiane jusqu'au niveau de la base de l'appendice xyphoïde. — *A gauche*, elle part également de l'articulation sterno-claviculaire, longe le bord gauche du sternum, et arrivée au niveau du quatrième cartilage costal, elle présente une échancrure à concavité interne qui répond à la pointe du cœur; et au niveau de l'appendice xyphoïde, se continue avec le bord externe de la base. — *Bord postérieur* : épais, en rapport avec les gouttières pulmonaires, les faces latérales du rachis, la tête des côtes, le grand sympathique, les vaisseaux et nerfs intercostaux.

Nota. — Tous ces rapports ont lieu par l'intermédiaire des feuillets pleuraux.

Séreuse pulmonaire : Plèvres. — Au nombre de deux, situées dans la cage thoracique, séparées par le médiastin, enveloppent les poumons et présentent deux feuillets :

1º *Feuillet viscéral*. — Recouvre la surface des poumons et s'enfonce dans les scissures interlobaires.

2º *Feuillet pariétal*. — Après avoir tapissé la face interne des côtes (*plèvre costale*), et les parties latérales de la convexité du diaphragme (*plèvre diaphragmatique*), il se réfléchit vers le hile pulmonaire pour se continuer avec le feuillet viscéral et forme ainsi une cloison verticale et antéro-postérieure (*plèvre médiastine*). Entre les deux plèvres médiastines, se trouve un espace, appelé *médiastin*, divisé en antérieur, qui contient le péricarde, le cœur, les gros vaisseaux de la base du cœur et le thymus chez l'enfant ; et en postérieur, qui contient l'aorte, l'œsophage, la veine azygos, les pneumo-gastriques, le canal thoracique, la trachée, les bronches et le plexus pulmonaire.

A. Plèvre costale. — En rapport avec la face interne des côtes, des cartilages costaux, et des muscles intercostaux internes. A la partie postérieure des côtes, elle recouvre les muscles intercostaux externes dont elle est séparée par le nerf et les vaisseaux intercostaux ; elle recouvre aussi la tête des côtes et le nerf grand sympathique. Son bord postérieur se continue avec le bord postérieur de la plèvre médiastine et à gauche ; il recouvre l'aorte thoracique.

Son bord antérieur se prolonge jusqu'à la face postérieure du sternum, où la séreuse s'adosse à celle du côté opposé après avoir recouvert les vaisseaux mammaires internes et le muscle triangulaire du sternum. En bas et à gauche, il se dirige un peu en dehors et laisse à découvert une partie de la face antérieure du cœur.

B. Plèvre diaphragmatique. — Tapisse la face supérieure du diaphragme, à l'exception de la partie recouverte par la base du péricarde.

C. Plèvre médiastine. — *A droite*, d'avant en arrière : le péricarde et le cœur dont elle est séparée par le nerf phrénique et les vaisseaux diaphragmatiques supérieurs ; la veine cave supérieure, la trachée, l'œsophage, le tronc brachio-céphalique, la face droite de la colonne vertébrale et en haut, le pneumo-gastrique. — *A gauche*, et d'avant en arrière, le péricarde et le cœur, ainsi que le nerf phrénique et les vaisseaux diaphragmatiques ; l'artère pulmonaire, la face gauche de la crosse de l'aorte et de l'aorte thoracique ; le côté gauche des artères qui partent de la crosse, l'œsophage et le pneumo-gastrique gauche.

Le *cul-de-sac supérieur des plèvres* a les mêmes rapports que le sommet du poumon qu'il recouvre.

Le *cul-de-sac inférieur*, interposé entre la face supérieure du diaphragme et la face interne des côtes, correspond : en avant, à l'extrémité antérieure de la septième côte ; sur les côtés, à l'extrémité des huitième, neuvième et dixième côtes ; en arrière, au bord supérieur de la douzième.

C. — APPAREIL CIRCULATOIRE

1° Cœur. — Situé dans la cavité thoracique, dans le médiastin antérieur. — Enveloppé par le péricarde. Il a la forme d'un cône aplati d'avant en arrière et dont l'axe se dirige en avant, en bas et à gauche.

Face antérieure : formée presque entièrement par les ventricules et par une partie de l'oreillette droite : en rapport avec la paroi thoracique anté-rieure, par l'intermédiaire du péricarde ; la majeure partie de la face antérieure des oreillettes est masquée par l'aorte et l'artère pulmonaire.

Face postérieure : sa partie ventriculaire est presque complétement couchée sur le diaphragme ; la portion auriculaire regarde en arrière, elle est en rapport avec les organes du médiastin postérieur,

Bord droit, mince, presque horizontal, couché sur le diaphragme. — *Bord gauche*, épais, presque vertical, en rapport avec le poumon gauche. — *Base*, constituée par les oreillettes, regarde en haut et à droite ; — Rapports : *en avant*, aorte et artère pulmonaire ; *à droite*, plèvre médiastine droite ; — *en arrière*, veine cave inférieure ; — *en haut*, veine cave supérieure ; crosse de l'aorte ; veines pulmonaires ; pédicule des poumons ; bifurcation de la trachée ; bronches ; plexus pulmonaire et cardiaque.

Pointe : voir plus bas au péricarde.

Pour les rapports du cœur avec la paroi thoracique, voir le péricarde.

2° Péricarde. — Poche fibro-séreuse de forme conique, qui enveloppe le cœur. Il est situé dans le médiastin antérieur, entre les poumons, qui s'écartent pour le loger, et le diaphragme.

Son sommet, tourné en haut, entoure l'origine des gros vaisseaux. Sa base repose sur le diaphragme et y adhère intimement.

Dans le sens vertical il s'étend de la base de l'appendice xyphoïde à la partie moyenne de la première pièce du sternum.

Par *sa surface externe* il est en rapport : *en arrière*, avec les organes du médiastin postérieur (œsophage, aorte, canal thoracique, veine azygos, etc.); — *sur les côtés*, avec les nerfs phréniques, les vaisseaux diaphragmatiques supérieurs et la plèvre médiastine ; — *en avant*, avec les plèvres et le corps du sternum qu'il déborde à peine à droite ; et beaucoup plus à gauche, surtout au niveau de la pointe du cœur, à la hauteur des quatrième et cinquième espaces intercostaux. En ce point, le péricarde est plus ou moins séparé de la face postérieure de la paroi thoracique par le cul-de-sac pleural correspondant et par une lamelle du bord antérieur du poumon gauche. La pointe du cœur bat en moyenne à un ou deux travers de doigt au-dessous et en dedans du mamelon gauche. - Le feuillet pariétal de la portion séreuse tapisse la face interne du sac fibreux. — Le feuillet viscéral enveloppe le cœur, forme une gaine commune à l'aorte et à l'artère pulmonaire, et une demi-gaine antérieure aux veines caves.

3º Canal thoracique. — Situé en avant de la colonne vertébrale, depuis la deuxième vertèbre lombaire jusqu'à la partie inférieure du cou ; il commence dans l'abdomen par une dilatation appelée citerne de Pecquet, s'applique sur la partie médiane de la colonne vertébrale et traverse l'orifice aortique du diaphragme en arrière de l'aorte, à gauche de la grande veine azygos.

Dans le thorax il est placé dans le médiastin postérieur où il est en rapport : *En arrière*, avec la colonne vertébrale et les artères intercostales droites ; — *en avant*, avec l'œsophage. — *A droite*, avec la grande veine azygos ; — *à gauche*, avec l'aorte. — Au niveau de la quatrième vertèbre dorsale, il s'incline un peu sur le côté gauche de la colonne vertébrale, puis passe en arrière de la crosse de l'aorte et de la carotide primitive gauche ; à la hauteur de la sixième vertèbre cervicale, il se réfléchit au niveau du scalène antérieur et décrit une courbe à concavité inférieure pour se jeter dans le confluent des veines jugulaire interne et sous-clavière gauche.

D. — APPAREILS DE SÉCRÉTION

—

Glandes digestives : glandes salivaires, foie, pancréas. — (Voir l'appareil digestif).

APPAREIL URINAIRE

1° Reins. — Au nombre de deux, situés dans l'abdomen, au niveau de la première et de la deuxième vertèbres lombaires, qu'ils dépassent en haut et en bas : extra-péritonéaux. — Le rein droit est un peu plus bas que le rein gauche.

Face antérieure : Dans son tiers moyen : angle du côlon ; dans son tiers supérieur à droite : foie ; deuxième portion du duodénum ; à gauche : rate ; queue du pancréas, et grosse tubérosité de l'estomac. — *Face postérieure* : carré des lombes, diaphragme au niveau des deux dernières côtes. — *Bord interne*, concave, couché sur le psoas, présente le hile de l'organe. — *Bord externe*, convexe : diaphragme et bord externe du carré lombaire qu'il dépasse. — *Extrémité supérieure*, ordinairement plus volumineuse : recouverte par la capsule surrénale ; répond à la douzième vertèbre dorsale : plus rapprochée de la ligne médiane que l'inférieure. — *Extrémite inférieure*, répond au disque qui sépare la deuxième de la troisième vertèbre lombaire.

2° Bassinets et Uretères.

A. BASSINETS. — Partie supérieure évasée des uretères, situés à la partie postérieure du hile rénal, en arrière de l'artère et de la veine rénales.

B. URETÈRES. — Situés dans l'abdomen, en dehors du péritoine, étendus du bassinet au bas-fond de la vessie : obliquement dirigés de haut en bas et de dehors en dedans : couchés sur la face antérieure du psoas : croisent obliquement en avant l'artère iliaque primitive à gauche, et l'iliaque externe à droite : recouverts par le péritoine et par les artères spermatiques qui les croisent à angle aigu en se dirigeant obliquement en sens inverse de haut en bas et de dedans en dehors.

Dans le bassin, situés d'abord entre le péritoine et les parois latérales du bassin, où ils croisent obliquement les canaux déférents qui passent en avant et en dedans, ils gagnent ensuite le bas-fond de la vessie, cheminent dans une étendue de deux centimètres entre les tuniques de la vessie, et vont s'ouvrir aux angles postérieurs du trigone vésical.

3° **Vessie**. — Située sur la ligne médiane dans le petit bassin. — *Face antérieure* : pubis, symphyse pubienne et paroi abdominale, quand la poche vésicale est distendue. — *Face postérieure* : regarde en haut et en arrière : limitée en bas par le point de réflexion du péritoine. *Chez l'homme* : Rectum, cul-de-sac recto-vésical et anses intestinales. *Chez la femme* : Corps de l'utérus, cul-de-sac vésico-utérin. — *Face inférieure*, regarde en bas et en arrière : s'étend du cul-de-sac péritonéal à l'orifice uréthral qui est le point le plus déclive; elle présente en arrière le bas-fond de la vessie (terme impropre) ; en avant, le trigone vésical. *Chez l'homme* : Vésicules séminales, canaux déférents, aponévrose prostato-péritonéale, rectum, uretères. — *Chez la femme* : Col de l'utérus, vagin, (cloison vésico-vaginale). — *Faces latérales* : parois latérales du petit bassin ; canaux déférents. — *Sommet* dirigé vers l'ombilic.

Le péritoine tapisse le sommet, la face postérieure et les faces latérales de la vessie.

4° Urèthre. — A. Chez l'homme : Etendu de la vessie au méat urinaire. Se compose de deux parties : une, postérieure, périnéale, fixe ; une, antérieure, mobile, pénienne ; ces deux parties sont séparées l'une de l'autre par l'angle prépubien de l'urèthre.

La *partie périnéale*, fixe, forme une courbe à concavité supéro-antérieure, dont le milieu est à deux centimètres du sommet de l'arcade pubienne. L'extrémité supérieure de cette courbe est située à trois centimètres en arrière du sommet de l'arcade sur la ligne coccy-pubienne (Richet). L'angle prépubien ou extrémité antérieure est placé à trois centimètres en avant du même point, et un peu plus bas que l'extrémité postérieure.

La *partie mobile ou pénienne* suit le changement de direction de la verge.

L'urèthre est divisé, au point de vue de sa structure, en trois portions, dont les rapports doivent être étudiés successivement :

1° *Portion prostatique* : (Deux centimètres et demi), mêmes rapports que la prostate, qu'elle traverse près de sa face supérieure.

PROSTATE : *En avant*, pubis dont elle est séparée par le plexus de Santorini et le muscle de Wilson ; — *en arrière*, aponévrose prostato-péritonéale ; rectum. — *En haut*, piliers de la vessie ; — *en bas*, ligament de Carcassonne. — *Sur les côtés*, aponévrose pubio-rectale ; releveur de l'anus. — *Base* : vésicules séminales ; canaux déférents. — *Sommet* : se continue avec portion membraneuse.

2° *Portion membraneuse* : (Un centimètre et demi). — Renfermée en partie dans le ligament de Carcassonne, qu'elle traverse obliquement. — *En haut et en avant*, arcade du pubis dont elle est distante de deux centimètres. — *En bas*, bulbe, glandes de Méry. — *En haut*, muscle de Wilson et plexus de Santorini. — Dans le reste de son étendue, séparée du rectum par le triangle recto-uréthral.

3° *Portion spongieuse* : (Douze centimètres). — Forme une gaîne érectile à toute la portion pénienne du canal ; renflée en arrière pour constituer le bulbe, et en avant pour former le gland. — Le corps spongieux est logé dans la gouttière inférieure des corps caverneux. — Le gland, développé aux dépens de la partie supérieure du corps spongieux, tandis que le bulbe est développé aux dépens de sa partie inférieure, recouvre par sa base l'extrémité antérieure des corps caverneux. Le méat urinaire s'ouvre à son sommet.

B. CHEZ LA FEMME : Creusé sur la ligne médiane dans l'épaisseur de la paroi antérieure du vagin. — *En arrière*, paroi du vagin ; — *en avant*, Ligaments antérieurs de la vessie ; constricteur et bulbe du vagin qui le séparent de l'arcade pubienne. — *Sur les côtés*, constricteur et bulbe du vagin.

Étendu du col de la vessie au méat urinaire, sa longueur est de trois centimètres. Le méat est situé à un travers de doigt en arrière du gland du clitoris, au-dessus de l'entrée du vagin.

Glandes mammaires. — (Voir, plus bas, les organes des fonctions de reproduction).

E. — GLANDES VASCULAIRES SANGUINES

1º Rate : Située dans l'hypochondre gauche, sur la verticale de l'aisselle, entre le diaphragme et la grosse tubérosité de l'estomac. Extrémité supérieure plus volumineuse ; bord antérieur mince ; face interne, plane.

Face externe : convexe ; ne dépasse pas le rebord des fausses côtes ; diaphragme, et par son intermédiaire, poumon gauche et fausses côtes. — *Face interne* : divisée en deux portions par le hile qui est vertical : l'antérieure, plus grande, en rapport avec la grosse tubérosité de l'estomac ; la postérieure, avec la queue du pancréas et le rein gauche. — *Bord antérieur* : diaphragme. — *Bord postérieur* : diaphragme, rein gauche, capsule surrénale gauche.

Extrémité supérieure : diaphragme ; quelquefois extrémité gauche du foie. — *Extrémité inférieure* : angle du côlon ; repli pancréatico-splénique.

2° Thymus : Organe provisoire situé à la partie supérieure du médiastin antérieur. A la naissance, il a une forme souvent triangulaire à base inférieure, recouvrant le péricarde, à sommet supérieur se perdant sur le corps thyroïde.

En avant, sternum ; partie antérieure des muscles sterno-thyroïdiens et sterno-hyoïdiens ; — *en arrière*, péricarde, gros vaisseaux qui partent des ventricules ; veine cave supérieure et troncs veineux brachio-céphaliques. Trachée et corps thyroïde. — *Sur les côtés*, dans le thorax, plèvres médiastines.

3° Corps thyroïde. — Situé au devant du larynx et de la trachée, formé de parties latérales, les lobes, réunis par une partie médiane, horizontale, l'isthme.

Isthme. — *En avant*, muscles sous-hyoïdiens ; — *en arrière*, quatre premiers cerceaux de la trachée.

Lobes. — *Face antérieure*, muscles sous-hyoïdiens ; — *Face interne*, larynx, six premiers cerceaux de la trachée, œsophage ; — *Face postérieure*, carotide primitive et muscles prévertébraux.

4º Capsules surrénales. — Situées au-dessus des reins, dans la cavité abdominale.

Base, concave, embrasse l'extrémité supérieure du rein, et empiète un peu sur sa face antérieure. — *Sommet*, regarde en haut, en avant et en dedans. — *Face antérieure*, convexe, présente le hile de l'organe ; correspond : *à droite*, au foie auquel elle adhère ; *à gauche*, à la rate, à la grosse tubérosité de l'estomac et au pancréas. — *Face postérieure*, plane, répond au diaphragme.

III. ORGANES DES FONCTIONS DE REPRODUCTION

—

A. — CHEZ L'HOMME

—

1º Testicules. — Au nombre de deux, situés dans le scrotum, au-dessous de la racine de la verge, en avant du périnée : enveloppés par une séreuse, la tunique vaginale. Dirigés obliquement en haut, en avant et en dehors. Le gauche est un peu plus bas que le droit. Ils sont suspendus aux cordons sper-matiques.

Bord inféro-antérieur et faces latérales, tapissés par le feuillet séreux de la tunique vaginale. — *Bord supéro-postérieur*, recouvert par l'épididyme, qui empiète sur la face externe et qui adhère à ce bord au niveau de sa tête et de sa queue ; il en est separé dans sa partie moyenne par un repli de la tunique vaginale. Le canal déférent remonte le long du bord interne de l'épididyme, dont il est séparé par les vaisseaux spermatiques.

2° Canaux déférents. — Etendus de l'épididyme aux vésicules séminales, situés d'abord dans le scrotum, remontent avec le cordon, traversent le canal inguinal et vont plonger dans le petit bassin en contournant la vessie.

Portion scrotale, remonte le long du bord interne de l'épididyme, dont elle est séparée par les vaisseaux spermatiques.

Portion funiculaire, au milieu des éléments du cordon. *En avant*, artères et veines spermatiques ; — *en arrière*, artères et veines funiculaires et déférentielles.

Portion inguinale : dans le canal inguinal. *En haut*, artères et veines spermatiques ; — *en bas*, artères et veines funiculaires et déférentielles.

Portion pelvienne : se recourbe sur l'anse des vaisseaux épigastriques ; croise la face antérieure du psoas et des vaisseaux iliaques externes, se porte sur les faces latérales de la vessie. puis sur sa face inférieure, en longeant le bord interne de la vésicule séminale jusqu'à la prostate. Là, il pénètre un peu dans la glande et s'abouche avec le sommet de la vésicule séminale pour constituer le canal éjaculateur. (Voir Uretère pour les rapports avec ce conduit).

4

3º Vésicules séminales. — Au nombre de deux, situées dans le petit bassin, entre le rectum et la vessie, en arrière de la prostate. Enveloppées par les feuillets de l'aponévrose prostato - péritonéale.

En avant, vessie ; — *en arrière*, rectum. — *Bord interne* : canal déférent ; il intercepte avec celui du côté opposé un triangle à base tournée en haut et en arrière, répondant au cul-de-sac recto-vésical ; à sommet tourné en bas et en avant, répondant à la base de la prostate. Dans ce triangle, la vessie et le rectum sont en contact.

Extrémité postérieure, cul-de-sac recto-vésical. *Sommet*, pénètre un peu dans la prostate en se confondant avec le canal déférent pour former le canal éjaculateur.

4º Urèthre. — Voir, plus haut, page 44.

B. — CHEZ LA FEMME

1º Ovaires. — Au nombre de deux, situés dans le petit bassin, au niveau du fond et de chaque côté de l'utérus, dans l'aileron postérieur du ligament large.

Extrémité interne, reliée à l'utérus par le ligament de l'ovaire. — *Extrémité externe*, donne attache à une frange du pavillon de la trompe. — *Faces supérieure et inférieure*, recouvertes par le péritoine qui y adhère intimement. — *Bord postérieur*, libre, convexe, recouvert par le péritoine. — *Bord antérieur*, ou hile, regarde le centre du ligament large, reçoit les vaisseaux et nerfs ovariens.

2º Trompes de Fallope. — Situées dans l'aileron moyen du ligament large ; enveloppées par le péritoine. — Leur *extrémité interne* s'insère aux angles de l'utérus. Leur *extrémité externe* est placée au-dessus de l'ovaire qu'elle surmonte et auquel elle adhère par une frange du pavillon. Elles sont partout en contact avec les anses intestinales.

Leur cavité s'ouvre en dedans dans l'utérus, en dehors dans le péritoine.

3º Utérus. — Gourde aplatie d'avant en arrière, située sur la ligne médiane dans le petit bassin, entre la vessie et le rectum. Son axe, incliné en bas et en arrière, forme avec celui du vagin un angle obtus ouvert en avant, et coupe, si on le prolonge, le plan du détroit supérieur à peu près à angle droit. Inclinaison variable d'ailleurs par pression du rectum et de la vessie. Légère inclinaison en haut et à droite.

Rapports du corps : *Face antérieure*, vessie, cul-de-sac vésico-utérin. — *Face postérieure*, plus convexe, recouverte par péritoine : cul-de-sac recto-vaginal ; anses intestinales. — *Bords*, insertions des ligaments larges ; en haut, insertion de l'ovaire, de la trompe et du ligament rond. — *Fond*, recouvert par péritoine : situé à deux centimètres au-dessous du détroit supérieur.

Rapports du col. — Divisé en deux parties par l'insertion du vagin.

1º *Portion sus-vaginale*, plus étendue en avant qu'en arrière, à cause de l'insertion plus élevée du vagin en arrière. — *En avant*, vessie : — *en arrière*, péritoine. — *Sur les côtés*, ligaments larges, artère utérine.

2° *Portion vaginale*, forme le museau de tanche, et fait saillie dans le vagin dans lequel elle s'ouvre par un orifice de forme variable, ayant deux lèvres, l'une antérieure, l'autre postérieure, celle-ci plus étendue. — Entourée par les culs-de-sac antérieur, postérieur et latéraux du vagin, le postérieur plus profond à cause de l'insertion plus élevée du vagin en arrière.

4° Vagin. — Situé dans le petit bassin, entre la vessie et le rectum, étendu de l'utérus à la vulve ; décrit une courbe à concavité antérieure qui suit l'axe du petit bassin.

En arrière, rectum auquel il est soudé dans ses deux tiers inférieurs (cloison recto-vaginale), et dont il est séparé dans son tiers supérieur par le cul-de-sac du péritoine recto-vaginal et les anses intestinales qui s'y insinuent ; — *en avant*, dans sa moitié supérieure, bas-fond de la vessie. — Dans sa moitié inférieure, soudé à l'urèthre (cloison uréthro-vaginale). — *Sur les côtés*, releveur de l'anus. — *Extrémité supérieure*, embrasse le col de l'utérus en remontant plus haut en arrière et en se continuant avec les fibres musculaires de cet organe. — *Extrémité inférieure*, vient s'ouvrir à la vulve ; orifice arrondi, entrée du vagin, au-dessus duquel est le méat urinaire. Membrane hymen.

5° Glandes mammaires. — Au nombre de deux dans l'espèce humaine, occupent la partie antérieure du thorax de chaque côté de la ligne médiane, au-devant du grand pectoral, enveloppées par une couche d'épaisseur variable de tissu adipeux. Recouvertes par la peau, l'aréole et le mamelon. Celui-ci est ordinairement situé dans le quatrième espace intercostal, à dix centimètres de la ligne médiane (chez l'homme). Chez la femme, la glande mammaire plus développée, le tissu adipeux qui l'entoure, la peau, l'aréole et le mamelon constituent la mamelle qui s'étend dans le sens vertical depuis la troisième côte jusqu'à la septième, et dans le sens transversal, du sternum à l'aisselle.

TABLE DES MATIÈRES

TABLE DES MATIÈRES

II. ORGANES DES FONCTIONS DE NUTRITION.

A. — Appareil digestif.

1° Canal.

2° Annexes.

B. — Appareil respiratoire.

1° Conduit aérien.

B. — Chez la femme.

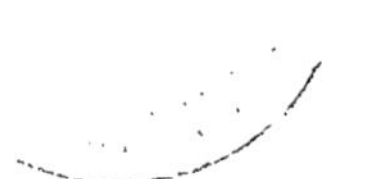

Tableau synoptique des Poids & Dimensions des principaux Organes.

CRÂNE & RACHIS

Enveloppes osseuses.

Crâne
	Homme adulte	Fœtus à terme
Diamètre antéro-postérieur	17 centimètres	11 centimètres
Diamètre transversal	14 centimètres	9 centimètres (Tenant)
Diamètre vertical	13 centimètres (Sappey)	9 centimètres

Colonne vertébrale — Longueur moyenne : en ligne directe 60 centimètres ; en suivant les courbures 73 centimètres (Cruveilhier)

Organes contenus.

Cerveau — Poids 1200 grammes (Sappey)
Cervelet — 155 grammes
Moelle — 30 grammes — Longueur moyenne 45 centimètres (Sappey)
Liquide céphalo-rachidien : 60 grammes environ.

COU & THORAX

Enveloppe osseuse du Thorax
Ouverture du sommet — Diamètre antéro-postérieur	4 à 5 centimètres
do. transversal	8 à 10 do.
Hauteur de la paroi antérieure	12 centimètres (Cruveilhier)
do. postérieure	27 do.
do. latérale	34 do.

Appareil de la Circulation — Cœur
Longueur	10 centimètres	Poids 200 grammes (Cruveilhier)
Largeur	11 do.	
Circonférence à la base	26 do.	

Appareil de la Respiration & de la Phonation

Larynx
	Homme adulte	Femme adulte
Diamètre vertical	43 millimètres	36 millimètres
do. transversal	43 do.	41 do.
do. antéro-postérieur	36 do.	26 do. (Sappey)

Trachée-Artère
Diamètre transversal	20 do.	18 do.
do. antéro-postérieur	18 do.	15 do.
Longueur 12 à 13 centimètres		

Poumons
Diamètre vertical	26 à 27 centimètres	Poids absolu des deux poumons
do. antéro-postérieur	16 à 17 do.	1000 à 1200 grammes (1)
do. transversal	7 à 10 do.	(Sappey)

ABDOMEN

Appareil digestif.

Annexes (autour de la bouche)

Glandes salivaires
Glande sublinguale	Poids 2 à 3 grammes.
do. sous-maxillaire	8 grammes.
do. parotide	25 à 28 grammes. (Sappey)

Tube digestif

Pharynx
Diamètres transversaux — vers. supérieur	4 centimètres.
moyen	5 do.
inférieur	2 do.
Longueur moyenne	15 centimètres.

Œsophage — Longueur 22 à 25 centimètres. Diamètre (insufflé) 22 à 26 millimètres.

Estomac
Diamètre transversal	25 centimètres.
do. antéro-postérieur	11 do.
do. vertical	8 do. (Sappey)

Intestin
Grêle — Longueur	8 mètres.
Diamètre moyen	3 cm 03 centimètres.
Gros Intestin — Longueur totale	1 mètre 70 centimètres.
do. du rectum	20 do.
do. de l'appendice iléo-cœcal	8 à 10 centimètres.

Annexes (dans l'abdomen).

Foie
Diamètre transversal	27 à 32 centimètres	Poids 1500 à 2000 grammes.
do. antéro-postérieur	16 à 19 do.	(Cruveilhier)
do. vertical	11 à 14 do.	

Pancréas — Longueur 15 à 16 centimètres. Épaisseur 1 ½ à 2 centimètres. Poids 70 grammes.

Rate
Diamètre vertical	12 centimètres	Poids 105 grammes.
do. antéro-postérieur	8 do.	
do. transversal	3 do.	

Appareil génito-urinaire

Appareil urinaire.

Reins
Diamètre vertical	12 centimètres	Poids 170 grammes.	N.B. le gauche est presque toujours plus lourd que le droit.
do. antéro-postérieur	3 do.		
do. transversal	7 do.		

Uretère — Longueur 20 à 30 centimètres.
Vessie — Contenance moyenne : 500 à 600 grammes d'Urine.
Urèthre — Longueur 16 centimètres (homme) — 5 centimètres (femme).

Appareil génital.

chez l'homme

Vésicules séminales — Longueur 5 à 7 centimètres. Largeur 1 à 2 centimètres.
Canal déférent — Longueur 40 à 45 centimètres.

Testicule
Longueur	5 centimètres.	Poids 24 grammes.
Largeur	3 do.	(avec l'épididyme).
Épaisseur	2,5 do.	

chez la Femme

Ovaire
Diamètre transversal	3 centimètres.	Poids 6 à 8 grammes.
do. vertical	8 millimètres.	
do. antéro-postérieur	1,5 centimètres.	

Utérus
	Nullipares.	Multipares.
Longueur	58 millimètres.	68 millimètres.
Largeur	45 millimètres.	47 do.
Épaisseur	23 millimètres.	26 do. Poids 42 gr.

Poids & Dimensions du Fœtus.

Âge.	Longueur.	Poids.
15 jours	0 m. 01	
25 do.	0 012	
40 do.	0 02	
2 mois	0 03	
3 mois ½	0 045	50 grammes
4 mois	0 10	80 do.
5 mois	0 18	200 do.
6 mois	0 25	400 do.
7 mois	0 35	700 do.
8 mois	0 40	1100 do.
8 mois	0 45	2000 do.
9 mois	0 50	3000 do.

(J. Béclard)

(1) Poids absolu des poumons chez l'enfant qui n'a pas respiré : 50 à 65 grammes.
qui a respiré : 95 grammes (Sappey)

Poids spécifique des poumons chez l'enfant qui n'a pas respiré 1,068.
qui a respiré 0,490.

9 782329 070162